# LA CHRONIQUE

DES

# ÉNERVÉS

## Princes Mérovingiens

Fils de Clovis II et de sainte Bathilde

et

MOINES DE L'ABBAYE DE JUMIÈGES.

---

## DISSERTATION HISTORIQUE

PAR

EMILE SAVALLE.

---

ROUEN

IMPRIMERIE DE E. CAGNIARD

Rues de l'Impératrice, 88, et des Basnage, 5.

1868.

# LA

# CHRONIQUE DES ÉNERVÉS.

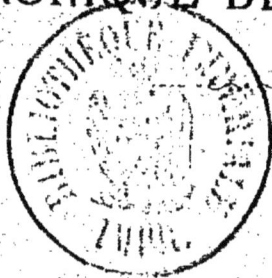

# LA

# CHRONIQUE DES ÉNERVÉS.

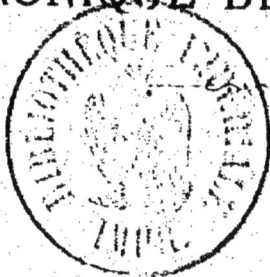

# LA CHRONIQUE

### DES

# ÉNERVÉS

### Princes Mérovingiens

**Fils de Clovis II et de sainte Bathilde**

et

## MOINES DE L'ABBAYE DE JUMIÉGES.

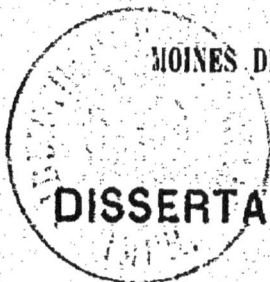

## DISSERTATION HISTORIQUE

PAR

## EMILE SAVALLE.

## ROUEN

# IMPRIMERIE DE E. CAGNIARD

Rues de l'Impératrice, 88, et des Basnage, 5.

## 1868.

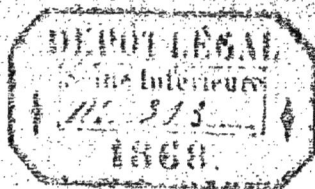

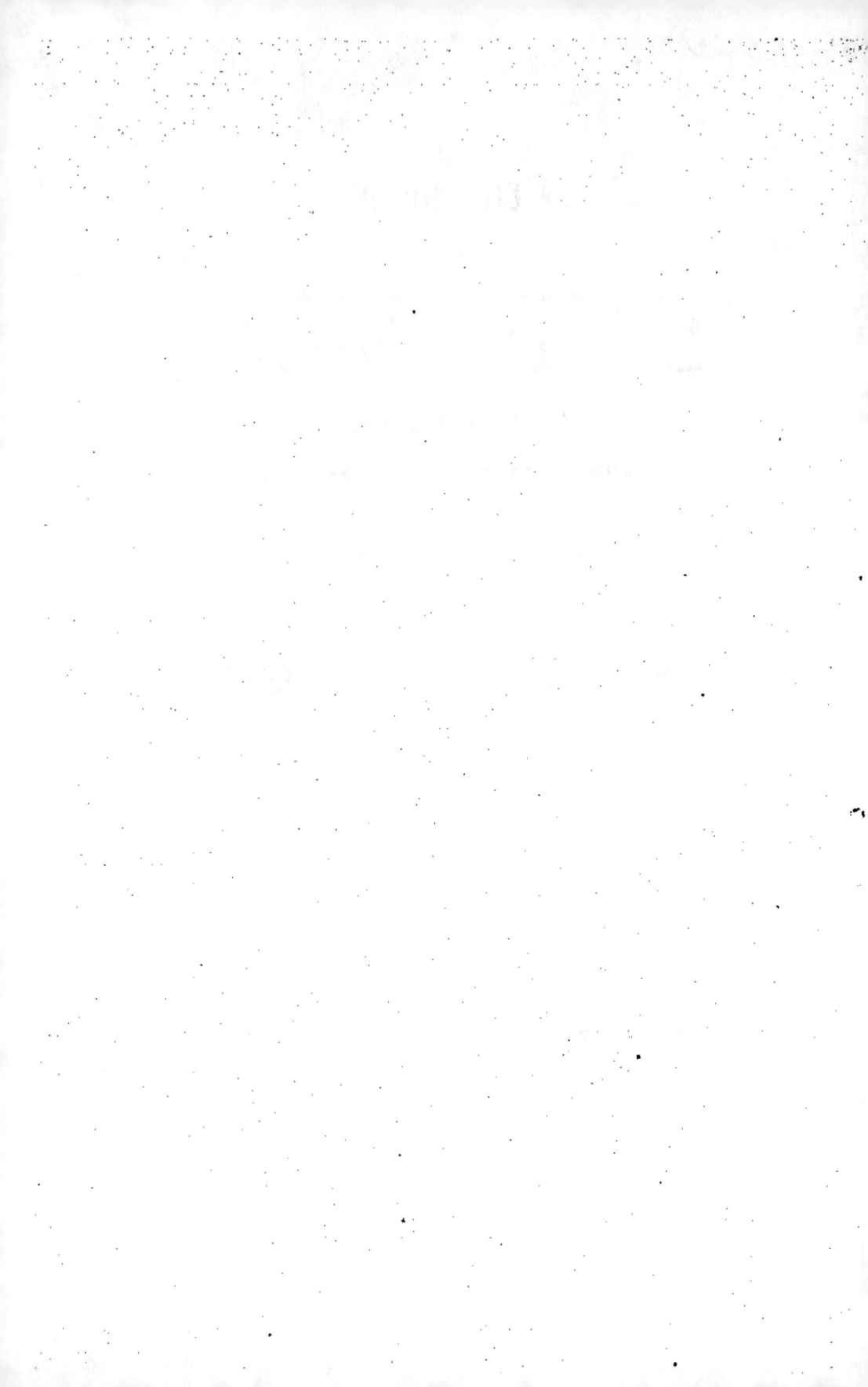

# LA CHRONIQUE DES ÉNERVÉS.

## I.

La fondation de l'Abbaye de Jumiéges par saint Philbert remonte à l'année 654.

Les marais asséchés ; les landes défrichées ; le territoire assaini, ensemencé, planté de vignes ; des chemins créés ; des carrières ouvertes ; d'immenses bâtiments conventuels construits au

milieu d'un vaste enclos, à l'abri derrière des
murailles à tourelles ; trois grandioses églises
édifiées, dont la richesse intérieure et la splendeur
architecturale n'ont jamais été surpassées depuis;
une colonie cénobitique obéissant à la règle de
Saint-Benoît de Nursia, qui ne comptait aux premiers jours que soixante-dix-sept frères, s'éle-
vant bientôt jusqu'au nombre de neuf cents
moines de chœur et quinze cents frères convers
ou de travail ; tels sont, à une époque bouleversée
par les révolutions de palais, les principaux résultats obtenus en moins de quarante ans par
l'abbé Philbert, un des saints les plus vénérés de
l'Église, un des plus beaux noms de l'humanité.

Or, ce ne fut pas qu'à l'aide de ses propres
richesses, grandes à la vérité , qu'avec les
ressources fécondes de sa charité, de son élo-
quence, de son génie que le fondateur put mener
à bonne fin une œuvre aussi complète dans son
ensemble , aussi parfaite dans ses détails. Il eut

deux puissants appuis, la reine Bathilde et saint Ouen, archevêque de Rouen : celui-ci employa tout son crédit à la cour et toute son influence épiscopale pour faciliter la réalisation des projets de son ami ; celle-là combla de biens le monastère, soit en concessions de terres, soit en sommes d'argent, soit en dons de pierres précieuses destinées à l'ornement des églises. Bathilde, que les fidèles reconnaissants ont depuis honorée comme sainte, était d'origine saxonne et avait été esclave. Cherchait-elle par ses vertus et par sa générosité à se faire pardonner en quelque sorte son élévation inouïe ? Elle aussi, plus tard, descendit du trône, comme Clotilde et Radegonde, pour entrer dans un couvent ; elle aussi quitta la couronne pour le voile. Sans doute elle dut s'applaudir d'avoir concouru à l'édification et à la splendeur de ces asyles, alors qu'elle alla chercher à Chelles l'hospitalité claustrale et l'oubli de ses grandeurs évanouies. Mais les largesses de Ba-

thilde, reine encore à l'époque qui nous occupe
(654-660), eurent un autre motif plus direct, plus
naturel. Nous le trouvons dans une légende très
controversée que nous reproduisons textuelle-
ment d'après le « Brief Recveil des Antiquitez et
Fundations de Jumiéges. » (1) La voici dans
toute sa naïveté, c'est-à-dire dans ce qui fait à la
fois son originalité, son mérite, sa force.

---

(1) Ouvrage attribué à Dom Adrien Langlois qui,
prieur à l'abbaye de Jumiéges au commencement du
xviie siècle, y introduisit la réforme.

## II.

« C'est (dit l'auteur anonyme de cette précieuse
chronique, cité par M. C.-A. Deshayes dans son
(*Histoire de l'Abbaye royale de Jumiéges*), c'est
« en ce sainct lieu où les deux fils aisnez de Clouis
« second du nom, et de saincte Baltilde, furent
« destinés du ciel pour faire leur pénitence. L'*his-*
« *toire manuscripte* rapporte comme ce (1) Clouis
« ayant succédé *fort ieune* à la couronne de
« France, après le décez de son père Dagobert,
« espousa une *étrangère*, *saxonne de nation*,
« nommée Bauldour ou Baltilde, que l'Eglise a

---

(1) Ici seulement commence, à notre avis, la traduction du manuscrit original.

« canonizée au nombre des saincts , de laquelle
« Clouis eut cinq fils , encore qu'aucuns chroni-
« queurs *ayent teu les deux premiers nez , à cause*
« *de leur forfait ,* qu'ils ont jugez indignes d'être
« révélez à la postérité pour enfants du roy.
« *Quelques historiens* rapportent qu'iceluy meu
« de piété et dévotion d'aller visiter le *sainct*
« *Sepulchre de N.-S. et autres lieux de la Terre*
« *Saincte* , laissa la régence du royaume à saincte
« Balthilde , son espouse , *par le conseil et advis*
« *de ses princes et seigneurs.* (1) Mais aussitost
« qu'il eut entrepris son voyage, accompaigné
« de la plus grande partie de sa noblesse qu'il
« avait choisie pour l'assister , *plusieurs* sei-
« gneurs indignez et malcontents de ce que le roy
« les avoit laissés derrière , *commencèrent à cons-*
« *pirer* contre la royne , et en *excitèrent plusieurs*
« *à sédition et révolte ,* disants qu'il n'appartenait

---

(1) Assemblée générale des arhimans et des leudes.

« pas qu'*une femme*, t *icelle estrangère* comman-
« dast en France, voire mesme trouvèrent moyen
« de divertir et enlever ses deux fils aisnez de
« son obéissance. La royne , advertie de la cons-
« piration , en *donna soudain advis au roy* son
« mari ; lequel ouïe cette nouvelle , *tourna bride*
« *en toute diligence*, ce qu'ayant entendu, les
« conspirateurs firent amas de grandes armées
« soubs l'autorité de ses deux fils , pour lui
« empescher son retour et prendre le gouverne-
« ment du royaume , et de fait se présentèrent
« au champ de bataille contre lui ; mais Clouis ,
« assisté de ses fidèles (1) serviteurs et se con-
« fiant à l'aide du Tout-Puissant, qui ne délaisse
« jamais les siens, mit en déroute cette multi-
« tude de rebelles , une grande partie demeurez
« sur la place , les autres prenant la fuite , et les

_____

(1) Le mot « leude » est souvent traduit en latin
par le mot « *fidelis* ».

« deux fils avec les principaux conspirateurs pris
« prisonniers et amenez à Paris, où le roy estant
« arrivé, fait assembler tout *son conseil, princes*
« *et seigneurs* (1) pour donner judgement contre
« tous ces rebelles, lesquels furent condamnez à
« divers genres de mort, selon le démérite et
« qualité d'un chacun ; mais pour le judgement
« de leurs princes supplièrent Sa Majesté les en
« vouloir *excuser* disants qu'il n'appartenoit qu'au
« roy et à la royne de *chastier leurs enfants*, que
« s'il ne lui plaisait les condamner lui-mesme,
« qu'il en donnast le judgement à la royne leur
« mère ; ce que le roy eust pour agréable. Alors
« la royne Balthilde, inspirée par l'esprit de
« Dieu, qui ne pouvoit laisser un tel excès im-
« puni, aimant mieux que ses enfants fussent
« punis en leurs corps que d'estre réservez aux
« supplices éternels, par une sévérité pitoyable

---

(1) Nouvelle réunion de l'Assemblée générale.

« et pour satisfaire aucunement à la justice
« divine, les déclara inhabiles à succéder à la
« couronne, et d'autant que la force et puissance
« corporelle qui leur avoit servi pour s'eslever
« contre leur père consiste aux nerfs, ordonna
« qu'ils leur seroient *coupez aux bras*, et ainsi
« rendus impotents, les feit admettre dans une
« petite nacelle ou bateau, avec vivres sur la
« rivière de Seine, sans gouvernail ou aviron,
« assistés seulement d'un serviteur pour leur
« administrer leurs nécessitez; remettant le tout
« à la providence et miséricorde de Dieu, sous
« la conduite duquel ce bateau dévalla tant sur
« la rivière de Seine, qu'il parvint en *Neustrie*
« (*aujourd'hui Normandie*) et s'arresta au rivage
« d'un monastère appelé des anciens Gemiéges,
« commencé à fonder par le roy Dagobert (1),

---

(1) La plupart des auteurs fixent la fondation de
l'abbaye de Jumiéges à l'année 654, c'est-à-dire sous

« dont sainct Philibert (qui en fut le premier
« abbé) en estant averti, les alla trouver accom-
« paigné de ses religieux, scut quels ils estoient,
« la cause de un tel événement, et, admirant
« leur contenance et maintien tout auguste, les
« reçut gracieusement et les mena en son mo-
« nastère, où par ses prières recouvrèrent leur
« santé, et furent instruits à la discipline monas-
« tique et vie spirituelle. Cependant, le roy et
« la royne, advertis de cet heureux succez,
« vindrent en toute diligence au monastère de
« Jumiéges, où ils reçurent une grande conso-
« lation et contentement, et rendants actions de

---

Clovis II et non sous Dagobert. Il est cependant possible que ce soit ce dernier, un des plus grands princes
de la dynastie mérovingienne qui ait, comme à Saint-
Wandrille, autorisé à Jumiéges les premiers travaux,
interrompus par sa mort ou par tout autre cause, mais
répris quelques années après et menés cette fois à bonne
fin, grâce à la persévérance de saint Philbert et au
concours de Bathilde et de saint Ouen.

« grâce à Dieu, consentirent que le sainct propos
« et volonté de leurs enfants fust accompli ,
« croyants fermement que Notre-Seigneur les
« avoit destinez pour vivre et mourir dans ce sainct
« lieu, où leur grand-père Dagobert avoit déjà
« consacré son cœur et affection. Et dès-lors le
« roy et la royne ayant esté ainsi présents à la ves-
« ture de leurs enfants, voyants que leur delict
« étoit suffisamment satisfait et effacé par leur
« entrée en la religion , qui est comme un second
« baptesme, advisèrent à ne les priver de tout
« leur héritage et patrimoine , selon la rigueur
« de la sentence ; mais au lieu de leur droict et
« succession , donnèrent à ce monastère de
« *grands priviléges et possessions pour amplifier*
« *le bien et l'augmenter de religieux.* Et ainsi
« finirent ces deux enfants de France heureu-
« sement leurs jours en ce monastère qui , à leur
« occasion , est appelé en la chronique de France
« l'Abbaye des Enervés.

## III.

Telle est cette légende dont tous les détails s'accordent si bien entre eux et avec les faits historiques. Aussi sommes-nous fort étonné des doutes, des contradictions, des démentis même dont elle a été l'objet. M. E.-H. Langlois surtout semble lui avoir porté le dernier coup dans sa notice lue le 9 juin 1824 au sein de la Société libre d'Emulation de Rouen. Depuis cette époque, en effet, elle a définitivement passé pour une fable absurde, un événement apocryphe, œuvre de quelque moine ingénieux qui l'inventa au moyen-âge dans le dessein d'illustrer par un récit brillant le berceau de son monastère. Une voix

pourtant, une seule, celle d'un poète (1) s'est
élevée depuis en sa faveur, mais pas assez haut
pour la réhabiliter, et les Énervés de Jumiéges
demeurent encore sous le coup du jugement
de M. Langlois.

Nous allons résumer les principales objections
qu'on a dirigées contre cette légende et discuter
leur valeur de bonne foi. Nous répondrons ensuite aux systèmes par lesquels on a tenté de
l'expliquer. Enfin nous exposerons succinctement
les différentes preuves qui peuvent établir sa
véracité et lui rendre le caractère authentique
auquel elle a droit à nos yeux.

On a prétendu que Clovis II étant mort, suivant
certains historiens, à vingt-deux ans (656),
et, suivant d'autres, à vingt-six (660), n'a pu
avoir des enfants en âge de se révolter contre
lui. — Cet argument est facile à réfuter. La

_____

(1) M. Ulrich Guttinguer.

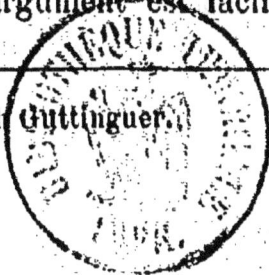

chronique parle du mécontentement de quelques seigneurs jaloux, indignés même de
ce que le roi eût confié le gouvernement et
la tutelle de ses enfants, pendant son absence,
à la reine Bathilde, à une femme, d'origine
étrangère, à une saxonne, à une ancienne esclave. Or, on sait quelles étaient la fierté et la
turbulence des Leudes et des Ahrimans dans les
derniers temps mérovingiens. Il n'y a donc rien
de surprenant à ce que *quelques seigneurs* aient
été blessés d'un tel choix, qu'ils aient saisi ce
prétexte pour en exciter *plusieurs* autres à sédition et révolte et tenter une révolution du palais.
Ainsi la chronique attribue, avant tout, l'initia-
tive et la poursuite du complot à *quelques seigneurs*
et non aux *jeunes princes*, qui n'avaient guère à
la mort de leur père que six à sept ans, ou, au
plus, dix à onze ans.

Les mécontents commencèrent donc à cons-
pirer contre la reine « voire même trouvèrent

« moyen de divertir et enlever ses deux fils aisnez
« de son obéissance. » C'est qu'ils pensaient ôter
à Bathilde, en même temps que son précieux
dépôt, tout crédit, toute autorité, toute puissance. L'histoire mentionne nombre de tentatives
pareilles. Sous la Fronde, les séditieux n'ont-ils
pas essayé de s'emparer de la personne du jeune
roi Louis XIV ? Nous n'avons pas à faire res-
sortir davantage l'analogie : autres temps, autres
intrigues ; mais le but est le même. L'autorité
semble être attachée à la personne du roi, et,
ici, une fois maîtres des fils aînés de Clovis absent,
les rebelles devaient avoir confiance dans la réus-
site de leurs projets.

Bathilde prévient son mari, qui rebrousse
chemin, et les révoltés de leur côté assemblent
à la hâte leurs partisans « soubs l'authorité de ses
deux fils aisnez. » On va comprendre toute l'ha-
bileté de cette conduite. Clovis II était fou, et
cette folie, qui avait provoqué son pèlerinage et

qui datait du jour où sa main sacrilége avait pro-
fané les reliques de saint Denis, cette folie,
dis-je, favorisait singulièrement les desseins des
leudes s'ils réussissaient à mettre à leur tête ses
deux fils aînés. Les jeunes princes ne furent que
des instruments ; il ne prêtèrent à la conspiration
que le prestige de leur nom et de leur présence
forcée et l'on conçoit pourtant l'efficacité de ce
concours, quoique passif, dans une telle con-
joncture. Si leur rôle avait été direct, sans doute
l'Assemblée générale des Franks n'aurait pas
récusé de les juger. Qu'on s'en tienne à la lettre
de la chronique des Enervés et, une fois la part
qu'ils ont prise à ce complot réduite à sa véritable
importance, on se préoccupera alors beaucoup
moins de leur âge.

Ainsi, quand on a objecté l'âge des Enervés
c'est qu'on avait mal compris, mal interprété la
légende que nous avons rapportée. On ne saurait
admettre, dit-on encore, qu'une mère, une sainte,

en présence de deux enfants coupables, ait prononcé un arrêt aussi rigoureux, ait choisi un supplice aussi cruel. Ce nouvel argument n'est sérieux aussi qu'en apparence. Quelques mots suffiront pour s'en convaincre.

On se rappelle la réponse que fit sainte Clotilde à Arcadius, envoyé vers elle par ses fils Clotaire et Childebert. Le messager, porteur d'une épée et de ciseaux, lui demanda ce qu'on devait faire de ses petits-enfants en la puissance de leurs oncles : « J'aime mieux, s'écria-t-elle, les voir morts que tondus ! » A-t-on jamais eu l'idée, à cause de cette imprudente exclamation, d'accuser sainte Clotilde d'avoir été une mère dénaturée, s'en est-on servi pour attaquer sa sainteté ? N'est-il pas permis de penser qu'elle se repentit bien vite d'avoir prononcé si légèrement, si inconsidérément cette fière parole, qui devint un arrêt terrible, une sentence irréparable ?

Et pourtant ses petits-enfants, à elle, quel crime avaient-ils commis ?

Si, d'ailleurs, la reine Bathilde a été béatifiée, ce doit être à cause de la piété de ses dernières années, qu'elle a passées dans un couvent; et, si elle eut des remords, ce fut, il est probable, dans les derniers jours de son règne où ses donations aux monastères sont considérables, et, surtout, après qu'elle fut descendue du trône, qu'elle songea à l'expiation.

On dit encore : « Le supplice était épouvantable ! » A coup sûr, il l'était moins que la mort violente des fils de Clodomir. Nous ferons, en outre, remarquer préalablement qu'il est impossible de déterminer, au juste, la part que les Enervés ont eue dans cette révolte. Quand ils auraient été âgés de dix à onze ans, comme il n'est pas défendu de le supposer, sait-on bien s'ils ne se sont pas associés, jusqu'à un certain point, aux coupables desseins des rebelles une fois qu'ils ont été en leur pouvoir ? Dans ce siècle, où les conspirations des fils contre leurs pères étaient si fréquentes, peut-on affirmer que l'exemple de leur châtiment fut inutile tout-à-fait, même après celui des véritables coupables ?

Or, examinons la nature du supplice qui leur fut infligé.

Bathilde, dit la chronique, « les déclara inhabiles à succéder à la couronne et d'autant que « la force et puissance corporelle qui leur avoit « servi pour s'eslever contre leur père consiste « aux nerfs, ordonna qu'ils leur seroient coupez « *aux bras* » (1). C'était là un supplice ignominieux, qui les rayait de la famille royale et les rendait impropres à porter dorénavant les armes ; mais il était, surtout aux yeux des barbares, encore plus ignominieux que cruel, et si l'on songe

(1) Il n'est pas question de l'énervation des jarrets, comme quelques écrivains, amateurs de supplices raffinés, l'ont complaisamment répété.

à la dureté des lois de cette époque à l'égard de fautes légères , on accordera que la tonsure seule eût été une punition insuffisante et non définitive, ce même siècle offrant plusieurs exemples de princes et de ministres auxquels fut infligée cette dégradation et qui, leurs cheveux repoussés , se sont empressés de sortir du cloître. Si donc Bathilde aima mieux d'abord voir ses enfants énervés aux bras que morts ou tondus , c'est sans doute qu'entre la mort, châtiment trop terrible , et la tonsure, peine trop faible , il n'y avait à choisir que ce moyen terme , leur cas, dans les mœurs inflexibles du temps pouvant bien passer , après tout , pour un crime de lèse-majesté et de parricide.

« Il est absurde , ajoute-t-on , d'attribuer à « un roi mérovingien l'idée d'un pélerinage au « Saint-Sépulcre , en Terre-Sainte. »

A coup sûr, nous ne prétendons nullement répondre à fond à cette objection, attendu qu'à

nos yeux aussi une pareille assertion a tout l'air
d'un anachronisme. Néanmoins, ne pourrait-on
pas jusqu'à un certain point l'expliquer ?

Il existe plusieurs versions de cette légende.
Nous avons préféré la plus courte, à cause de sa
brièveté d'abord, bien entendu, et de sa naïveté
ensuite. Mais, de même que celle qu'a choisie
M. E.-H. Langlois était la traduction d'un texte
latin, de même la nôtre était vraisemblablement
écrite aussi en latin dans le principe : il est même
fort à présumer (et l'on verra plus bas sur quoi
nous fondons cette présomption) que toutes les
autres n'en sont que des amplifications enjolivées
faites à diverses époques et, pour ce motif, offrant
plus de prises à la critique. L'original latin serait
donc perdu malheureusement. Or, puisque dans
les autres versions il s'est glissé une foule
d'erreurs, pourquoi ne pas croire qu'il y avait
simplement dans le texte primitif « *Ad loca sancta* »
(ce qui veut dire aussi bien à des lieux saints

qu'aux Lieux-Saints ; mots que le traducteur aura
mal interprétés en passant du sens général au
sens particulier. Du reste, que ce soit au Saint-
Sépulcre en la Terre-Sainte ou bien à un saint
sépulcre, à un lieu saint qu'on ait fait entre-
prendre à Clovis II un pélerinage si brusquement
interrompu, dans le but d'expier sa profanation
et d'obtenir la guérison de sa folie intermittente,
tout cela ne saurait infirmer sérieusement le fait
de l'existence des Énervés. Il vaut mieux ne voir
là qu'une erreur maladroite du traducteur,
qu'une infidélité de la version et rien de plus.

Enfin, on a conclu la fausseté de cette légende
du silence des chroniqueurs contemporains, et
surtout du silence de l'auteur anonyme de la vie
de saint Philbert et de l'historien Guillaume de
Jumiéges.

Qu'on se souvienne des premiers mots de notre
auteur : « Clovis, dit-il, eut cinq fils, encore
« qu'aucuns chroniqueurs aient tëu les deux

« premiers nez, à cause de leur forfait qu'ils ont
« jugez indignes d'estre révélez à la postérité
« pour enfants du roy. » On n'a pas trouvé cette
explication satisfaisante. Mais, en général, de ce
qu'un écrivain contemporain a passé sous silence
certains événements, on doit douter, tout au plus,
de leur authenticité ; on n'est jamais autorisé par
son oubli à les nier formellement. Combien de
vérités historiques, d'ailleurs, méconnues ou
ignorées jusqu'à ces derniers temps, ont enfin été
remises au jour d'après des témoignages dignes
de foi, quoique isolés ? Combien de faits accep-
tés aujourd'hui avaient pourtant été omis par la
plupart des auteurs du temps, soit involontai-
rement, soit à dessein, et pour des motifs dont
ils ont emporté le secret ? Il est incontestable
que le vii^e siècle est celui de notre histoire dont
les chroniques sont les plus obscures et les plus
contradictoires : la chronologie même est incer-
taine. « C'est, dit M. Th. Lavallée, dans les lé-

« gendes qu'est toute l'histoire de cette époque,
« tant les intérêts politiques sont absorbés par
« les intérêts religieux. Les rois, leurs cours et
« leurs intrigues n'intéressent qu'autant qu'ils
« sont mêlés aux affaires des moines, des évê-
« ques, des saints (1). » On doit donc ne pas re-
jeter légèrement ce fait historique dont le souvenir fut pieusement conservé dans l'abbaye de
Jumiéges. La carrière des Enervés a été courte,

---

(1) *Histoire des Français*, T. 1, p. 120. — Voir Guizot:
*Histoire de la civilisation en France*, T. 11, leo. 17.

Outre ces deux autorités, nous pourrions en citer
une troisième non moins digne d'attention et de respect : « Les hommes qui les composèrent (*Les Vies des*
« *Saints*) il y a treize siècles, dans le seul but d'exalter
« les vertus religieuses, ne se doutaient pas qu'un jour
« leurs pieuses légendes seraient les seuls documents
« capables de constater aux yeux de la science, l'état
« du monde romain, tourmenté et désolé par ses con-
« quérants. »

Aug. Thierry, Lett. VII, sur *l'Histoire de France*,
p. 07.

et, après leur châtiment ils furent vite oubliés à cause de l'épouvantable anarchie qui signala quelques années plus tard la réapparition d'Ebroïn sur la scène politique. La tradition cependant resta comme ensevelie dans un monastère. Puis quand on l'exhuma, quand les moines voulurent perpétuer la mémoire des Enervés par des sculptures, par un tombeau, par des inscriptions, ils rencontrèrent plus d'adversaires que de partisans : il y eut plus de contradicteurs que d'apologistes.

Les paroles de notre légendaire, citées plus haut, font, à n'en pas douter, allusion au silence du moine anonyme qui a écrit la vie de saint Philbert, sous l'abbé Cochin, son second successeur. Nous ferons observer qu'il y avait à Jumiéges sous le saint fondateur « un grand nombre « d'évêques, de clercs et de nobles laïques.» Or, le moine anonyme n'a pas non plus écrit la vie de ces évêques, de ces clercs et de ces nobles laïques, ni même indiqué leurs noms ou les cir-

constances qui les avaient amenés à Jumiéges. Ce
ne fut, il faut bien se le rappeler, que plus tard
que les moines cherchèrent à étendre la réputa-
tion de leurs maisons en écrivant tout ce qui pou-
vait en rehausser l'origine.

Vis-à-vis de Guillaume de Jumiéges l'objection
est facile à réfuter. Il s'est proposé, avant tout,
d'écrire les annales des Normands et de leurs
ducs, et non pas l'histoire d'un monastère. Sans
doute une digression plus étendue sur la vie et
sur l'œuvre de l'abbé Philbert nous eût offert
beaucoup d'intérêt ; mais eût-elle été bien à sa
place dans son ouvrage ? Il ne devait parler et
n'a parlé qu'incidemment et très brièvement de
Jumiéges, de même que des autres abbayes de
la province : il n'a consacré que cinq à six lignes
à la fondation de son monastère. Voici du reste
ce passage qu'on a eu en vue et l'on jugera s'il
est vraiment de nature à rendre suspecte l'existence des Enervés : « Au temps de Clovis, roi

« des Francs, ce lieu fut bâti par le bienheureux
« Philbert avec l'assistance de la reine Bathilde
« et il prit un tel développement qu'il en vint
« jusqu'à contenir neuf cents moines. Un très
« grand nombre d'évêques, de clercs et de no-
« bles laïques s'y retirèrent, dédaignant les
« pompes du siècle, afin de combattre pour le
« roi Christ et inclinèrent leur tête sous le joug
« le plus salutaire (1). » Nous regrettons cette
discrétion, cette concision, cette sobriété de ren-
seignements de la part de l'historien Guillaume,
mais nous ne pouvons l'en blâmer et l'existence
des Énervés ne saurait être sérieusement atta-
quée à cause de son silence à leur égard.

---

(1) Guillaume de Jumiéges, l. 1, ch. VI publié sous
la direction de M. Guizot.

## IV.

Passons à présent à l'examen des systèmes qu'on a essayé de substituer à notre chronique.

Dom Mabillon et dom Toussaint-Duplessis étaient persuadés qu'elle reposait sur un fait historique certain, dont la date aurait été altérée, dont les noms auraient été changés, puisqu'ils ont tenté de l'expliquer d'après leurs inductions personnelles. Constatons préalablement ceci : leur incrédulité, leur incertitude, leur embarras, portaient sur les personnages et sur la date, non sur l'événement.

Selon dom Mabillon, ce bénédictin d'une érudition immense, une des lumières les plus éclatantes de la Congrégation de Saint-Maur, le tombeau attribué aux enfants de Clovis II serait celui de Tassillon, duc de Bavière, et de Théodon, son fils, que l'on dit avoir terminé leurs jours dans un monastère, peut-être celui de Jumiéges, au commencement du x° siècle. Or la pénitence à Jumiéges de ces deux princes ne repose que sur de pures suppositions ingénieuses, séduisantes, il est vrai, mais qu'aucun texte, quel qu'il soit, ne corrobore ; et d'un autre côté il n'a jamais non plus été question d'énervation à leur égard, tandis que la mort à Jumiéges des Enervés, fils de Clovis, a été positivement affirmée par nombre de chroniqueurs qui, s'ils sont peu d'accord sur l'accessoire, ne se contredisent pas sur le point principal. L'explication fournie par dom Mabillon ne tient donc aucun compte des détails si curieux de notre légende, détails d'une couleur historique si exacte. Outre cette faute elle est inconciliable avec un autre témoignage de valeur. Le tombeau des Enervés (1) représente

_____

(1) Il est conservé sous une voûte dans les Ruines de l'Abbaye.

deux jeunes princes âgés d'environ seize à dix-sept ans, et non pas le père et le fils. Il est vrai que lors de l'exhumation des restes qu'il recouvrait dans l'église Saint-Pierre, il y a quarante ans environ, M. Hodiesne, médecin, constata qu'ils appartenaient à deux sujets d'âge différent et cette circonstance décida M. Deshayes à se rallier à l'avis de M. E.-H. Langlois. Mais deux frères nés le même jour, qui ont fait profession ensemble, doivent-ils nécessairement, fatalement, mourir en même temps? Évidemment, non.

Dom Toussaint-Duplessis cherche davantage à concilier la légende avec son système. Malheureusement son système ne s'appuie aussi que sur de pures hypothèses. Il suppose, en effet, la participation de deux fils de Carloman (l'aîné des enfants de Charles-Martel) dans la révolte de Gripon, leur oncle, contre Pépin-le-Bref; il suppose leur énervation; il suppose enfin leur tonsure, leur pénitence et leur mort à Jumiéges;

toutes hypothèses gratuites, sans base et bien plus improbables que les faits mentionnés dans notre Chronique. Il faut avouer que ce peu de « mots : *Carloman vint en France en 753 et* « *ses enfants furent tondus;* il faut, dis-je, « avouer que ce peu de mots est bien fécond pour « y avoir trouvé tant de choses ou que le micros- « cope dont on s'est servi pour les découvrir a « extraordinairement grossi les objets (1). »

Ainsi lorsqu'on a nié à priori l'existence des Enervés, fils de Clovis II, on a été forcément amené à énoncer des explications incomplètes, hasardées, parfois bizarres, ou bien à adapter à des événements étrangers et mal prouvés la vie absolument ignorée de deux autres princes. N'é-tait-il pas plus facile, plus simple, plus raison-nable de procéder au rebours, c'est-à-dire d'ac-cepter préalablement l'existence des deux fils de

---

(1) *Histoire manuscrite,* p. 15.

Clovis II, d'après notre Chronique, laquelle est corroborée par divers autres témoignages, par des inscriptions, par des sculptures, par des bas-reliefs, enfin par un tombeau monumental.

Un mot avant d'examiner particulièrement la nature et l'importance de ces témoignages.

Nous avons montré quels avaient été les pro-moteurs, les vrais coupables de la révolte, et dans quelles limites, en tout cas, il fallait renfer-mer la participation des jeunes princes. Par con-séquent, la question d'âge est à écarter. Or, Clovis II épousa Bathilde en 649, alors qu'il avait quinze ans (on sait qu'au moyen-âge les princes se mariaient très jeunes), et Thierry III, l'aîné des trois fils qui ont régné après leur père, naquit en 651. Il y a donc entre le mariage et cette naissance un intervalle d'environ deux ans pen-dant lequel la reine *a pu* mettre au monde les deux jeunes princes: les Énervés sont donnés par la légende comme fils *aînés* et *jumeaux*. — Qu'y

a-t-il dans tout cela d'impossible et d'absurde ?
qu'y a-t-il dans tout cela d'invraisemblable ?

MM. les Religieux ont toujours honoré la mémoire de Bathilde, qu'ils n'ont cessé de regarder
comme leur bienfaitrice ; le monastère lui devait
« de grands priviléges et possessions pour ampli-
« fier le bien et l'augmenter de religieux, » ce
qui explique la splendeur de ses églises et le
nombre des cénobites dans les commencements.
Les libéralités de cette reine, comme nous le di-
sions plus haut, ont un motif naturel dans l'hospitalité si spontanément offerte par l'abbé Philbert à ses deux fils aînés, à qui il ouvrit son
abbaye comme un asile de paix, comme un lieu
d'expiation, de rédemption. Bathilde n'aura-t-elle
pas espéré en outre que leur pénitence aiderait à
la guérison et au salut de Clovis II ?

Ad votum matris Bathildis pænituere
Pro scelere proprio proque labore patris (1).

---

(1) En poés., le mot « labor » signif. quelquef. maladie.

A considérer le récit légendaire en lui-même,
sa simplicité, sa naïveté, son unité, sa brièveté,
la précision, l'exactitude des mœurs qu'il dépeint.
et qui n'ont été bien connues que de nos jours,
grâce surtout aux savants travaux de MM. Au-
gustin Thierry, de Sismondi, Guizot, ne sont-ce
pas là autant de preuves de son antiquité, et partant, de sa véracité? Dom Toussaint-Duplessis
faisait remonter le manuscrit qu'il avait vu au
chartrier de l'abbaye, à la fin du X⁰ siècle, c'est-
à-dire, trois cents ans seulement après l'événement, à l'époque où les manuscrits primitifs de
Jumiéges étaient encore gardés à Haspres, en
Flandre (1), quand le monastère se relevait de
ses ruines et qu'il fallait de nouveau créer une
bibliothèque. Dans ce même siècle, Fulbert dit
qu'il n'a écrit la vie de saint Aicadre que d'après
l'ordre des moines de Jumiéges, *ses maîtres*, o ͭ

(1) Cambrésis.

sur des manuscrits auxquels il s'est borné à faire quelques corrections. Les interpolations de Fulbert (1) sont, apparemment, devenues les incorrections qui ont été si âprement signalées dans la légende des Enervés.

La vie exemplaire des moines au x<sup>e</sup> siècle exclut tout soupçon sur leur sincérité. Enfin le style sobre et la peinture fidèle des mœurs mérovingiennes suffiraient, au besoin, à prouver que l'auteur vivait sous la première race, ou au pis, fort peu de temps après. Ajoutons que cette chronique est à nos yeux un petit chef-d'œuvre de narration historique. La catastrophe des Enervés offre tout l'intérêt d'un drame : exposition, péripéties, dénoûment. Il faut avouer qu'une

---

(1) Remarquez cette parenthèse : « le bateau parvint en Neustrie (aujourd'hui Normandie). » S'il n'y avait que des additions de cette nature à reprocher à Fulbert, la chronique des Enervés aurait été en butte à moins d'attaques et sa défense serait aujourd'hui plus facile.

pareille fiction serait celle d'un habile écrivain, d'un adroit imposteur. La vérité seule impose aussi heureusement. Un moine d'imagination, un copiste étourdi, contemporain des Croisades, peut avoir commis le récit romanesque cité, avec complaisance, par M. E.-H. Langlois. Un écrivain sincère, un témoin, un cénobite contemporain des faits a seul pu saisir sur le vif les détails dont on relève l'exactitude historique à chaque ligne de notre chronique.

Outre cet admirable récit, des statues, des bas-reliefs, des fresques, des distiques furent, à diverses époques, placés en souvenir des Énervés dans les églises et dans le cloître de l'abbaye de Jumiéges (1).

_____

(1) D'après MM. les Religieux, voici quelle serait l'étymologie du mot Jumiéges :

*Gemegia, ex natis Clodovœi dicta Gemellis,*
*Aucta refulgebat nongintis fratribus olim.*

Gemiéges, ainsi appelé des deux fils gemeaux de Clovis, brillait jadis par ses neuf cents moines.

Nous n'insisterons que sur le monument le plus remarquable, un tombeau placé au milieu du chœur de l'église Saint-Pierre et qui représentait en relief deux jeunes princes âgés, selon Toussaint-Duplessis, d'environ seize à dix-sept ans ; ils étaient ceints d'un diadème et revêtus de longs manteaux parsemés de fleurs de lys d'or, avec une agrafe de pierreries. Selon M. E.-H. Langlois, ces statues ne remonteraient guère qu'au règne de saint Louis ; cela est incontestable. Les quatre vers suivants, qui résument tant bien que mal la légende, étaient gravés autour du tombeau :

Hic in honore Dei requiescit stirps Clodovœi
Patri bellica gens, bella salutis agens :
Ad votum matris Bathildis pœnituere
Pro scelere propro, proque labore patris (1).

_____

(1) Voici comment cette épitaphe a été traduite :

En l'honneur du Très-Haut reposent en ces lieux
Du valeureux Clovis les enfants belliqueux,

Déjà, dans ces vers latins du xiii° siècle, l'histoire des Énervés est altérée ; elle attribue aux
deux jeunes princes une culpabilité que leur âge
rend douteuse.

Les autres légendes, que nous avons cru devoir
écarter à cause de leurs longues digressions, de
leurs erreurs, de leurs fréquents anachronismes,
de leurs enjolivements romanesques datent aussi
de cette époque. La version française citée par
M. É.-H. Langlois est du xv° siècle et l'original
latin a été écrit évidemment sous l'influence des
Croisades. — Nous nous bornerons à ces rappro-
chements.

En effet, quoi qu'il en soit de cette inscription,
notre intention est de la mentionner, non de la
discuter. Comme toutes les légendes, elle atteste

Venus, selon le vœu de Bathilde, leur mère,
Se repentir ici d'avoir trahi leur père

Cette imitation en vers français si incomplète, donne
une idée de l'infidélité des versions en général.

le fait de l'existence des Enervés, c'est là le principal : l'accessoire, le détail, la forme ne peuvent venir qu'après et n'ont qu'une importance secondaire. Ces princes ont-ils existé, oui ou non ? Si nous avons réussi à le prouver, notre tâche est remplie ; la chronique, sauf quelques légères éliminations dont les copistes du moyen-âge sont responsables, doit être inévitablement admise.

Et puis, pourquoi ces bas-reliefs, ces statues, ces fresques, ces vers ; pourquoi toutes ces légendes, pourquoi enfin ce tombeau, si dans l'esprit des moines l'histoire des Enervés était un mensonge ? Il y a plus, d'ailleurs : cette conviction était bien sincère et de bon aloi, devait reposer sur des preuves incontestables puisqu'un anniversaire avait été institué en faveur des deux jeunes princes mérovingiens. Cette cérémonie se célébrait chaque année le 18 mai, l'abbé était tenu d'officier en personne, le tombeau était couvert d'un drap mortuaire et l'on devait sonner toutes les cloches (1). Cette coutume, pieux témoignage de la reconnaissance de MM. les Religieux, était encore respectée dans le siècle dernier. — Ainsi, les moines auraient sciemment associé la religion pendant dix siècles, sans interruption, à une imposture historique, dont ils n'auraient pas été dupes eux-mêmes ! Ils ont pu un instant douter par respect pour la science de dom Mabillon, la plus grande autorité de la congrégation de Saint-Maur ; mais ils n'ont pas cru devoir sacrifier à cette admiration pour son génie l'obit ordonné par la règle.

Les adversaires de notre chronique sont surtout à cheval sur cet argument : la fourbe des moines au moyen-âge. Comment concilieront-ils cette fourbe avec la rapacité, la soif de l'argent qu'ils reprochent aux mêmes moines ? les prières

_____

(1) *Pro filiis regis Francorum pater abbas celebrabit anniversarium* » disaient d'anciennes pancartes de l'abbaye.

gratuites de ceux-ci, leur culte permanent, leur reconnaissance inaltérable s'expliquent mieux par leur conviction éclairée, inébranlable, s'appuyant sur une tradition fidèlement, sûrement gardée, et méritent toute l'attention de l'historien, du penseur qui étudie sans idée préconçue, sans esprit de parti, sans préjugé, et qui va droit à la recherche de la vérité.

En résumé, l'existence des Enervés est à nos yeux *possible, vraisemblable, probable, certaine* enfin. Les absurdités, les contradictions qu'on a cru découvrir dans la chronique, résultent d'interprétations inintelligentes, incomplètes ou passionnées : on faisait, selon nous, fausse route en partant du tombeau et en côtoyant la légende. Voici le procédé de discussion qu'a suivi M. E.-H. Langlois : « Le tombeau est, à n'en pas douter, « du xiiie siècle, donc l'existence des Enervés « au viie est un fait apocryphe. » Ce mode d'argumentation a-t-il besoin d'être réfuté ?

Si on analyse notre chronique, on est étonné répétons-le, de la sévère exactitude de ses détails historiques, et dès que la naissance des deux princes ne semble plus, physiquement parlant, un fait impossible, le lecteur désintéressé est irrésistiblement entraîné par la naïveté, le charme, et la sincérité du récit; c'est alors que le culte particulier des moines et les cérémonies de la religion viennent sanctionner le fait et affermir la croyance.

—

Si l'on nous demande à quoi bon une aussi longue discussion à propos d'un événement dont l'importance n'apparaît pas d'abord, nous répondrons que l'Histoire ne devant dédaigner aucun fait, la Chronique des Enervés peut, ainsi que d'autres récits, du même genre et du même siècle,

jeter quelque lumière sur les mœurs des derniers
Mérovingiens et, en particulier, sur la période
obscure de 656 à 660 et sur les fréquentes révolutions du palais à cette époque. L'incertitude où
l'on est sur la véritable date de la mort de
Clovis II tombera peut-être devant son témoignage.

La folie de Clovis II et ses pèlerinages l'ayant
fait disparaître absolument de la scène politique
en 656, et la régence ayant appartenu dès-lors
à la reine Bathilde, pourquoi quelques historiens
n'auraient-ils pas cru à la mort de ce fantôme
royal? cet empire resté indivis pendant quatre
années, cet héritage qu'on n'ose pas encore par-
tager, ces désordres et cette rébellion, résultats
d'une situation aussi embarrassée, la retraite
forcée de Bathilde dans le couvent de Chelles en
660, ces événements n'ont d'explication raison-
nable que si, adoptant les faits énoncés par notre

Chronique, on reporte la mort de Clovis II à cette dernière date seulement.

Telles seraient, sans doute, les conséquences de l'admission de la Chronique des Enervés au nombre des documents authentiques de l'Histoire de France.

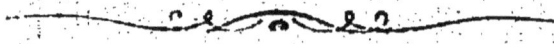

Rouen. — Imp. E. Cagniard, rues de l'Impératrice, 88 des Basnage, 5.

133